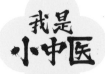

我是
小中医

脏腑王国的表彰大会

中国日报新媒体 ○ 联合监制

春芽 ○ 著

瓦西李　李筱甜 ○ 绘

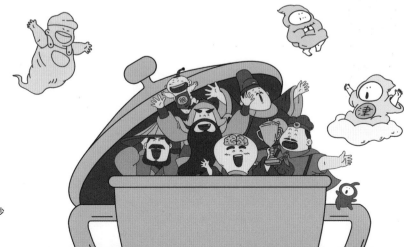

CTS K 湖南科学技术出版社·长沙

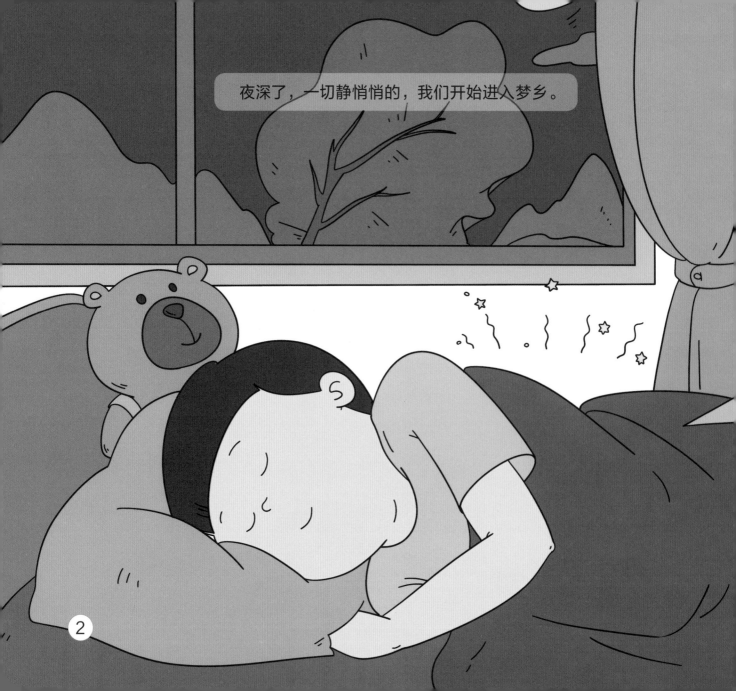

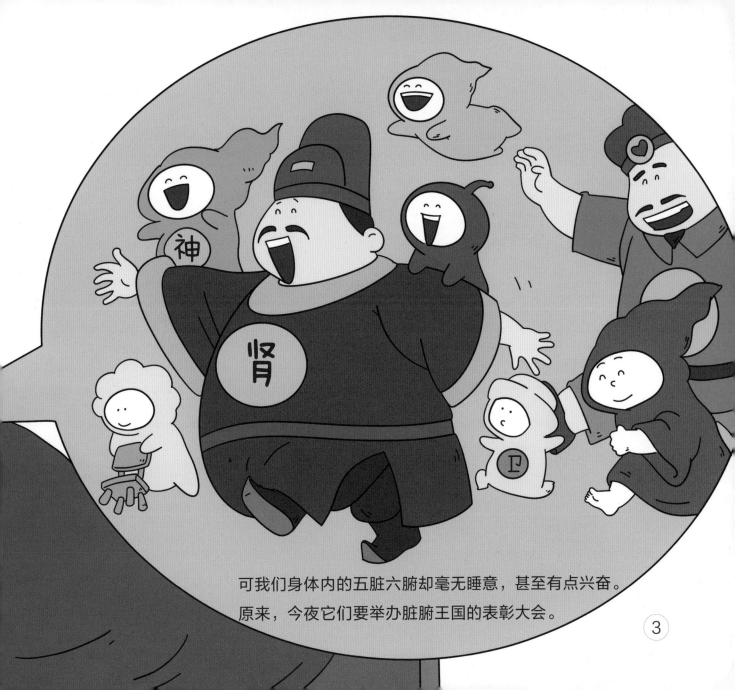

可我们身体内的五脏六腑却毫无睡意，甚至有点兴奋。
原来，今夜它们要举办脏腑王国的表彰大会。

3

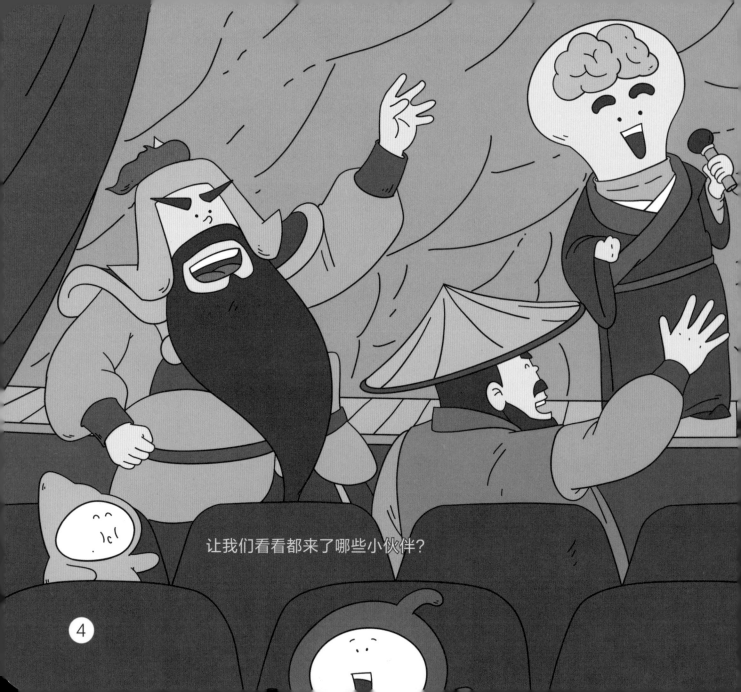

让我们看看都来了哪些小伙伴？

4

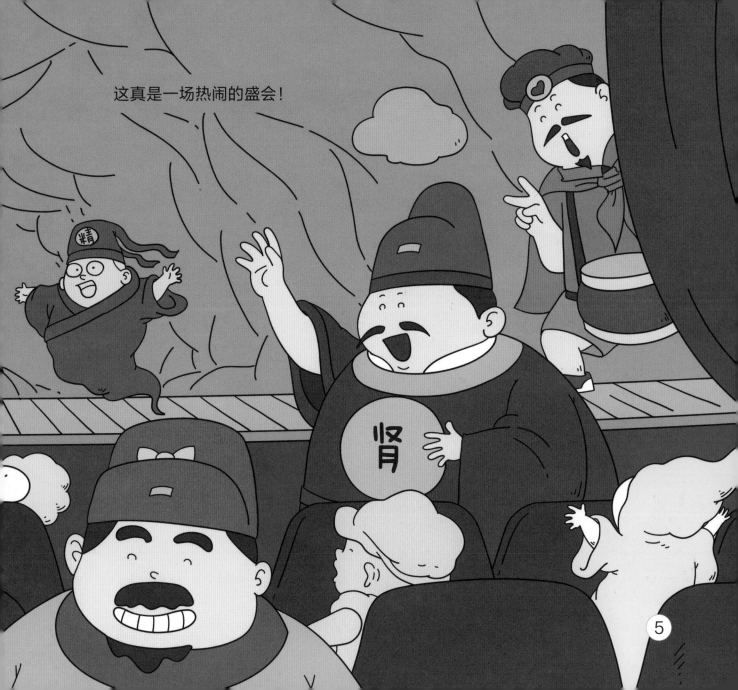

肺大侠目光炯炯，

一副当仁不让、胜券在握的样子；

脾队长走来走去，

看得出它跃跃欲试又忐忑不安；

其他小伙伴看起来有些紧张又充满了期待，

会场里金鼓喧阗，洋溢着一派节日的气氛。

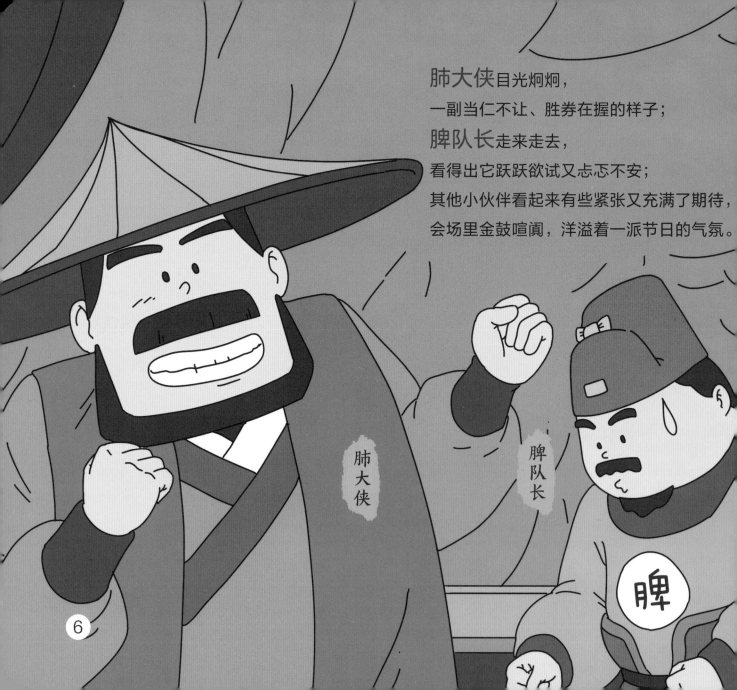

肺大侠

脾队长

脾

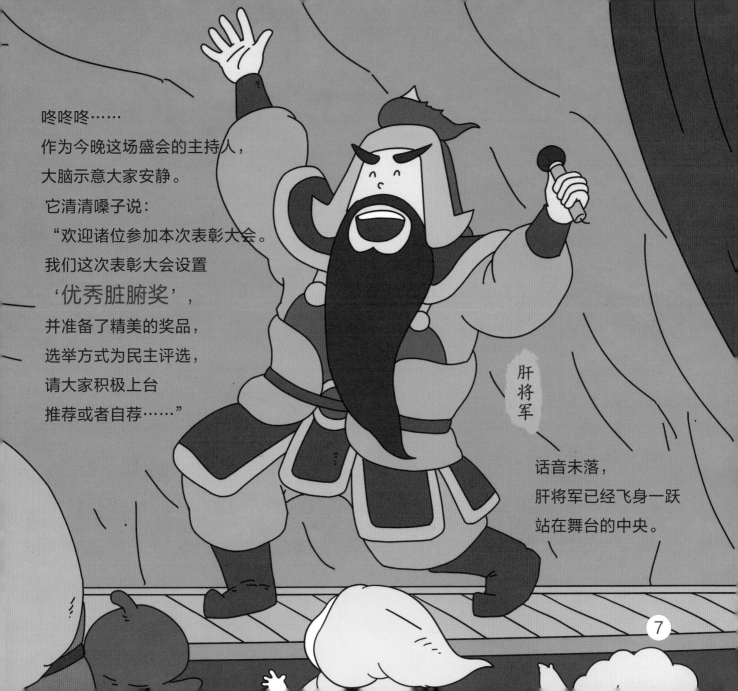

咚咚咚……

作为今晚这场盛会的主持人，

大脑示意大家安静。

它清清嗓子说：

"欢迎诸位参加本次表彰大会。

我们这次表彰大会设置

'优秀脏腑奖'，

并准备了精美的奖品，

选举方式为民主评选，

请大家积极上台

推荐或者自荐……"

肝将军

话音未落，

肝将军已经飞身一跃

站在舞台的中央。

7

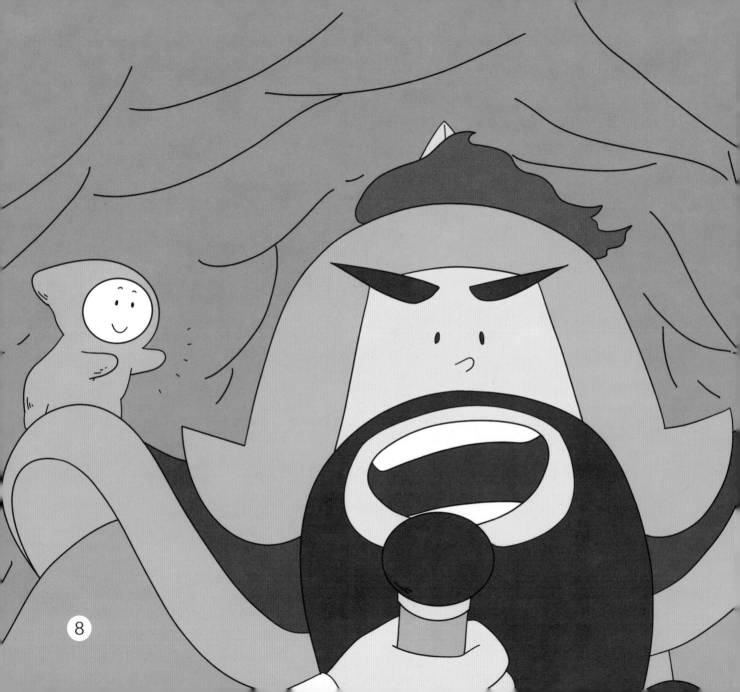

它开始大大咧咧地嚷嚷：

"俺老肝工作虽也算尽职尽责，

维持着脏腑王国的经脉通畅，

但俺性格不好，平时也没少给大家添麻烦。

俺借这个机会给大伙道个歉，

这次就不参与评奖了，

俺以后一定尽力控制好情绪，

争取下次参评！"

小贴士

肝主疏泄，在志为怒。

9

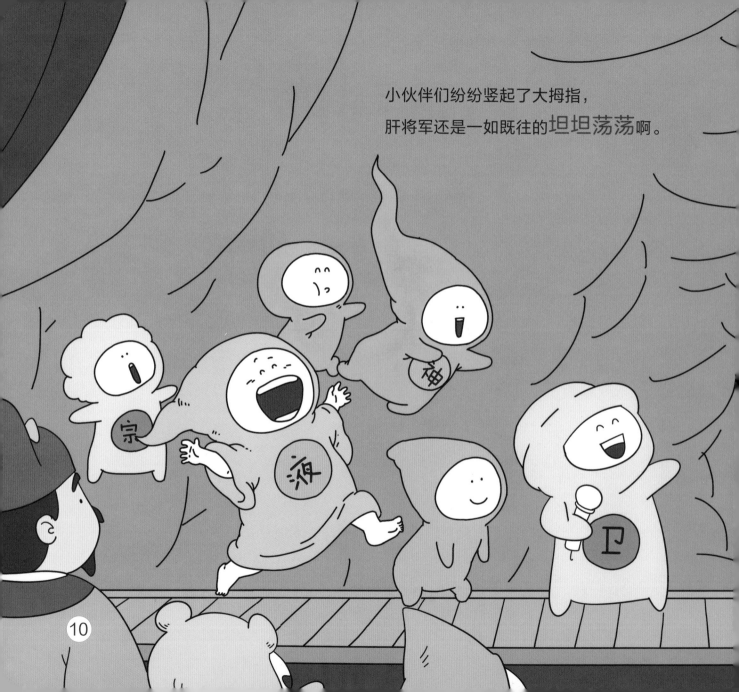

小伙伴们纷纷竖起了大拇指，
肝将军还是一如既往的**坦坦荡荡**啊。

10

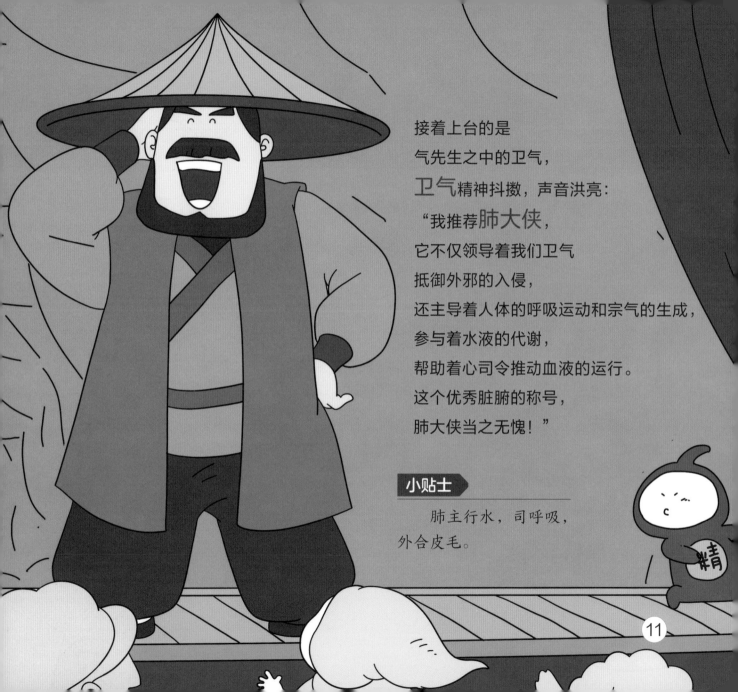

接着上台的是
气先生之中的卫气，
卫气精神抖擞，声音洪亮：
"我推荐**肺大侠**，
它不仅领导着我们卫气
抵御外邪的入侵，
还主导着人体的呼吸运动和宗气的生成，
参与着水液的代谢，
帮助着心司令推动血液的运行。
这个优秀脏腑的称号，
肺大侠当之无愧！"

小贴士

　　肺主行水，司呼吸，
外合皮毛。

11

卫气说得有理有据，

台下的小伙伴们都频频点头。

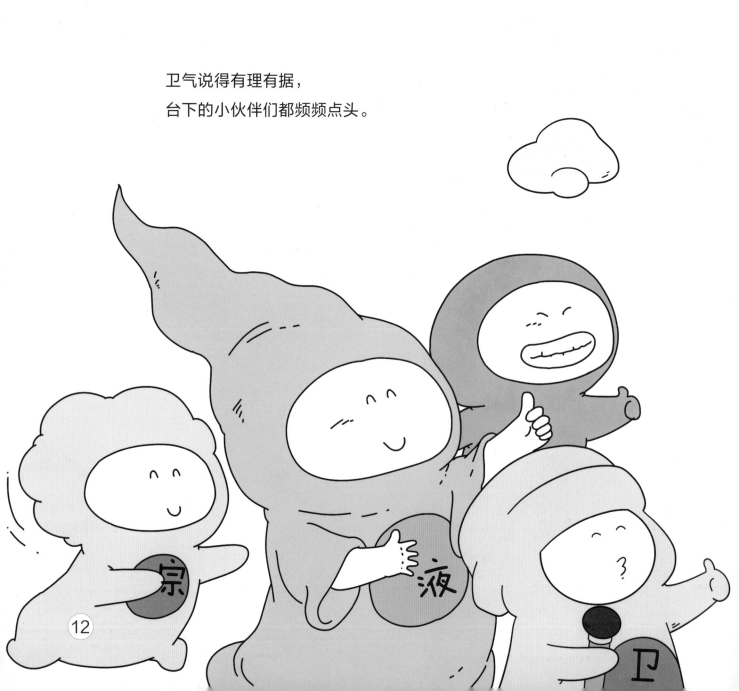

被夸奖的主人公——肺大侠，感动得嚎啕大哭了起来。
原来，自己的努力和付出，小伙伴们都看在眼里。

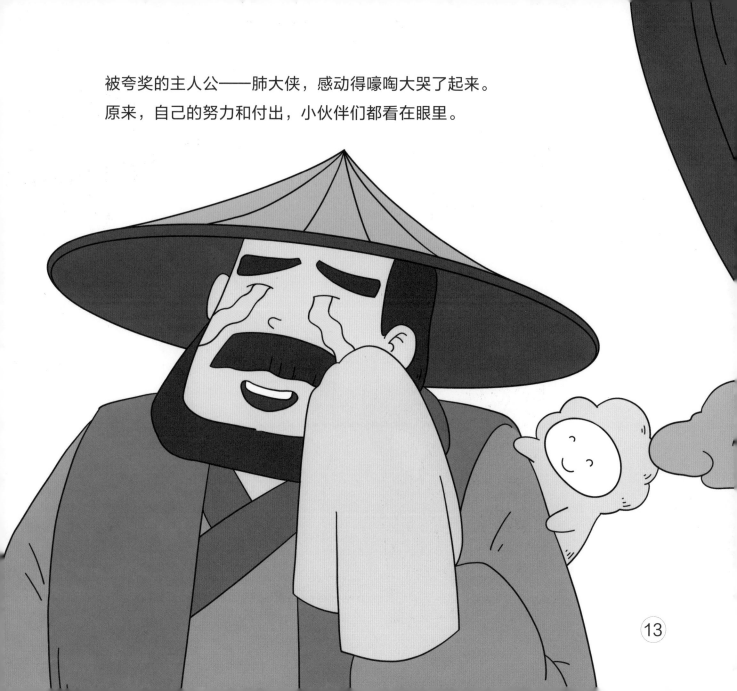

"咳咳"，悄无声息站在台上的精教授一声轻咳后不急不忙地说：

"肺大侠确实值得嘉奖，但这个优秀脏腑的称号我认为应该授予肾总管。"

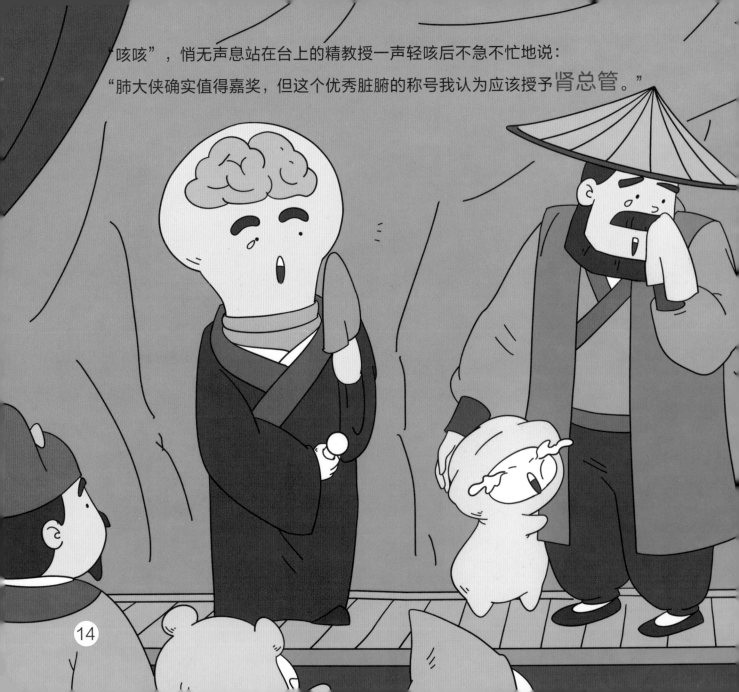

精教授向台下肾总管的位置望了一眼，接着说：

"肾总管是身体的根本，它调控了一个人从生到死的全过程，

无论是生长发育、生殖繁衍，还是衰老死亡，都和肾总管息息相关，

就连中医医师都称赞它为'先天之本'。"

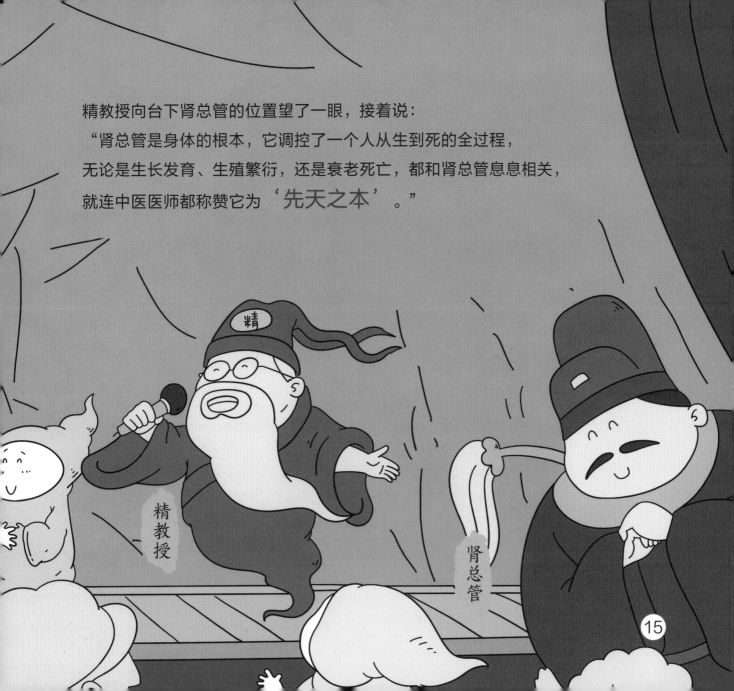

精教授

肾总管

15

"肾总管还参与了呼吸运动和水液的代谢，在它的调控下，身体的大小便才能正常排出！"台下的水娃娃声音清脆地补充道。

小贴士

肾藏精主水，主纳气，司二便开阖。

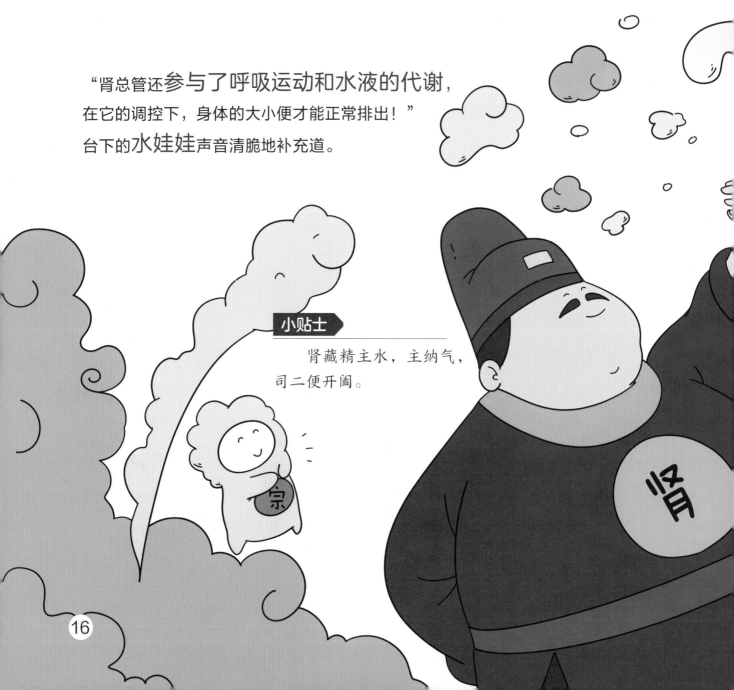

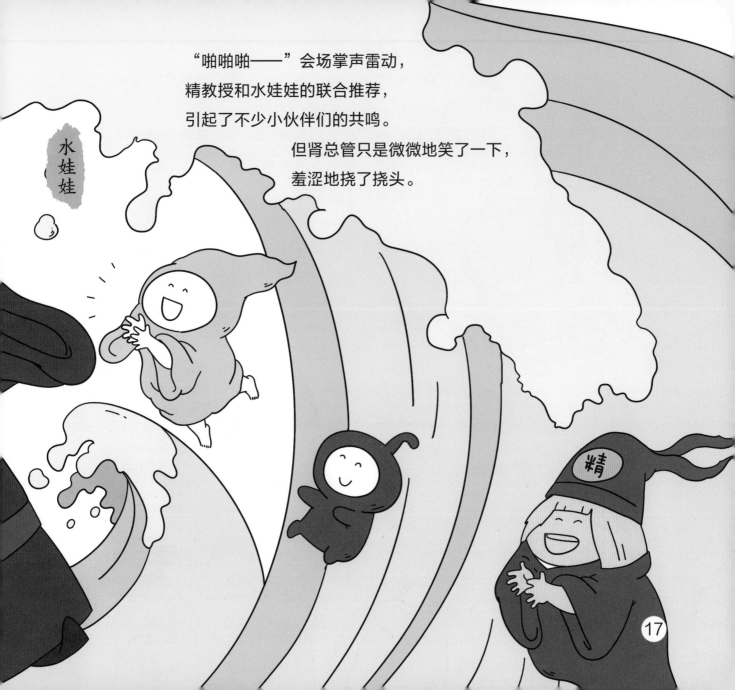

"啪啪啪——"会场掌声雷动，
精教授和水娃娃的联合推荐，
引起了不少小伙伴们的共鸣。

但肾总管只是微微地笑了一下，
羞涩地挠了挠头。

水娃娃

17

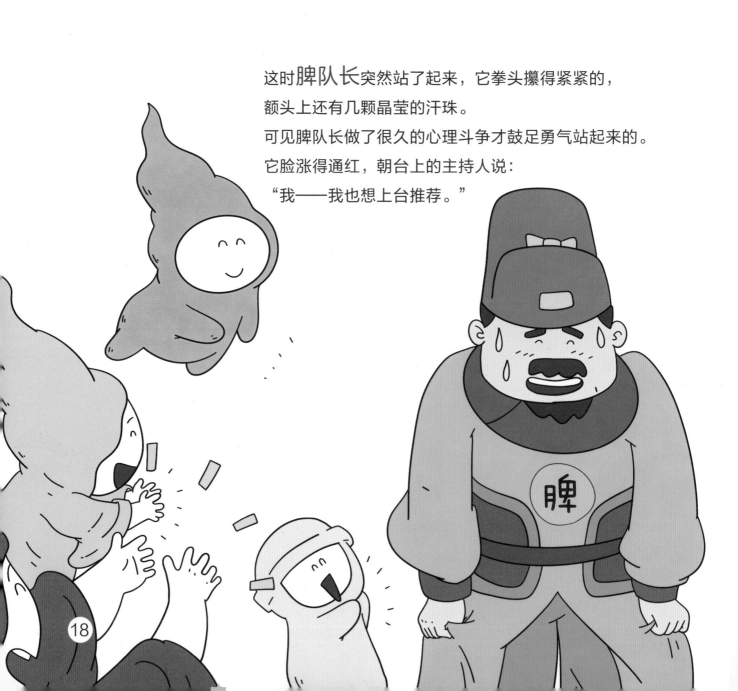

这时**脾队长**突然站了起来，它拳头攥得紧紧的，
额头上还有几颗晶莹的汗珠。
可见脾队长做了很久的心理斗争才鼓足勇气站起来的。
它脸涨得通红，朝台上的主持人说：
"我——我也想上台推荐。"

主持人大脑向脾队长微笑点头，
大声提议："让我们掌声欢迎脾队长！"
脾队长在掌声中怯生生地向台上走去。

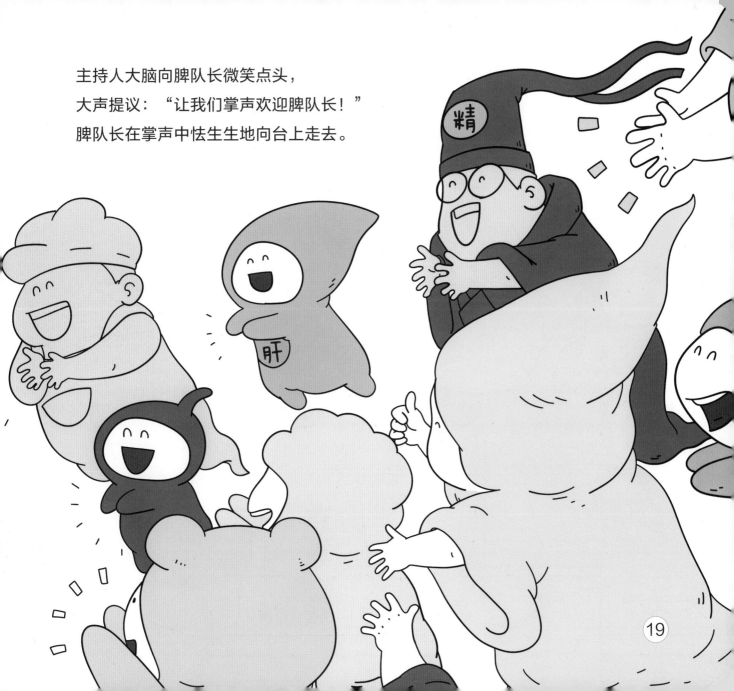

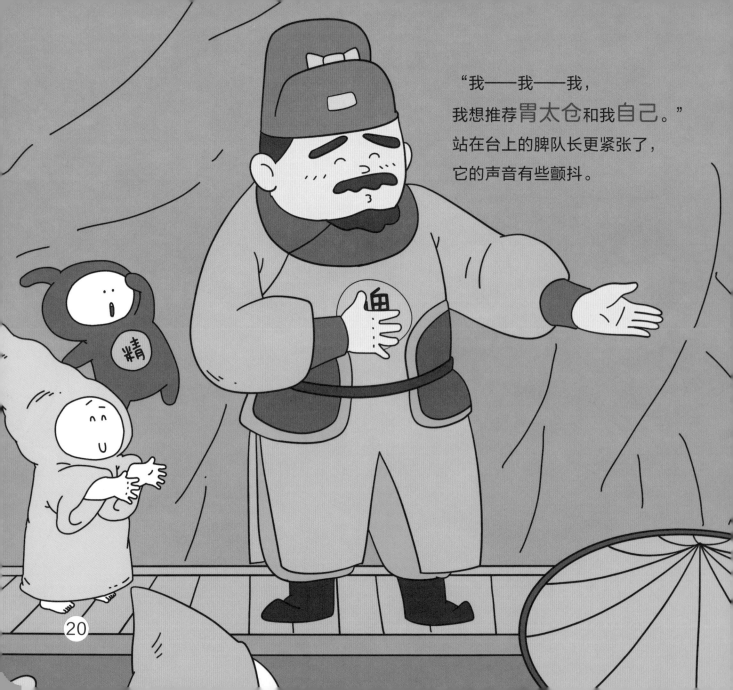

"我——我——我，
我想推荐胃太仓和我自己。"
站在台上的脾队长更紧张了，
它的声音有些颤抖。

台下的胃太仓满是感激和欣慰，扭扭圆鼓鼓的肚子表示认同。

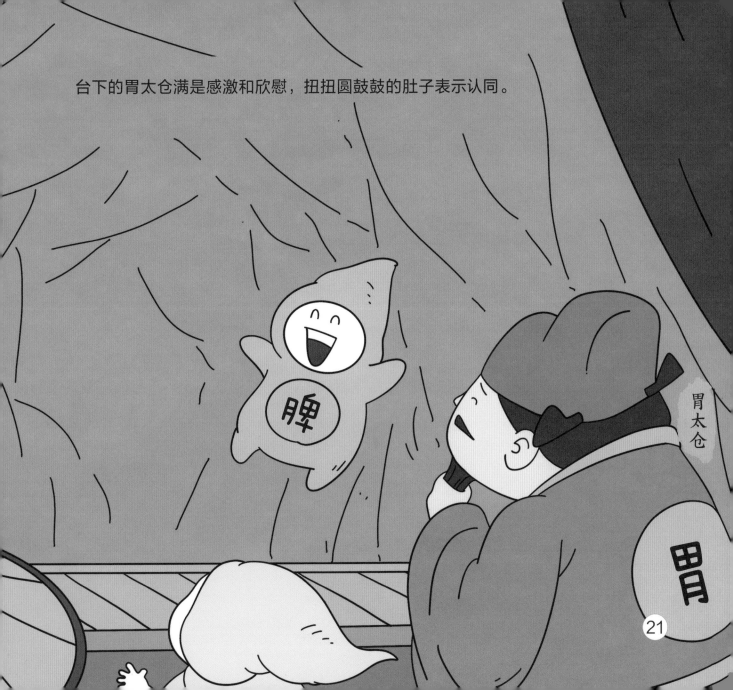

脾

胃太仓

胃

21

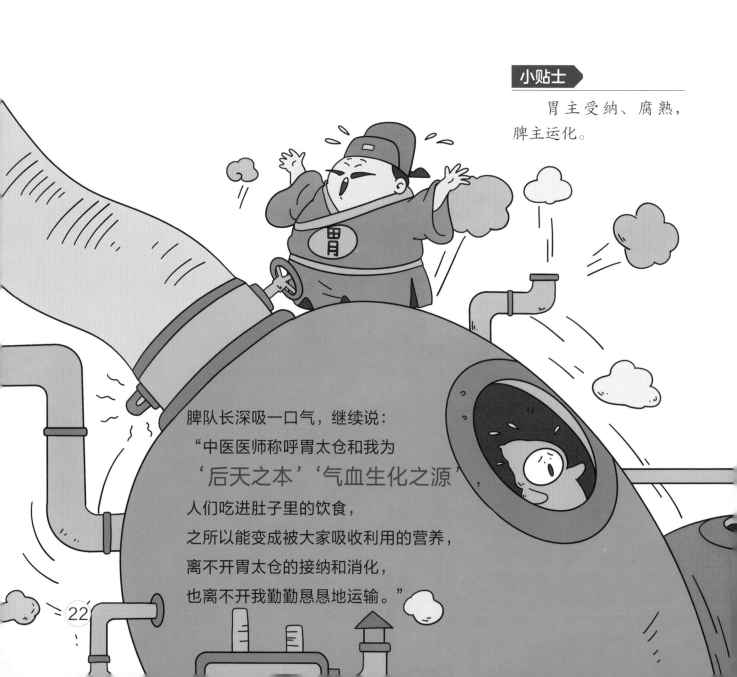

胃主受纳、腐熟，脾主运化。

脾队长深吸一口气，继续说：
"中医医师称呼胃太仓和我为
'后天之本''气血生化之源'，
人们吃进肚子里的饮食，
之所以能变成被大家吸收利用的营养，
离不开胃太仓的接纳和消化，
也离不开我勤勤恳恳地运输。"

22

"这些工作并不容易,还记得有一次主人的身体吃得太多了,胃太仓被撑得大大的,翻来覆去一宿未眠,而我也因此病了很久。

那段时间,主人的身体脘腹胀满、不思饮食,大家都变得虚弱不堪。

所以,无论谈论功劳还是苦劳,

优秀脏腑都应该属于胃太仓和我。"

腼腆的脾队长越说越激动,想起伤心事,

流下了委屈的泪水。

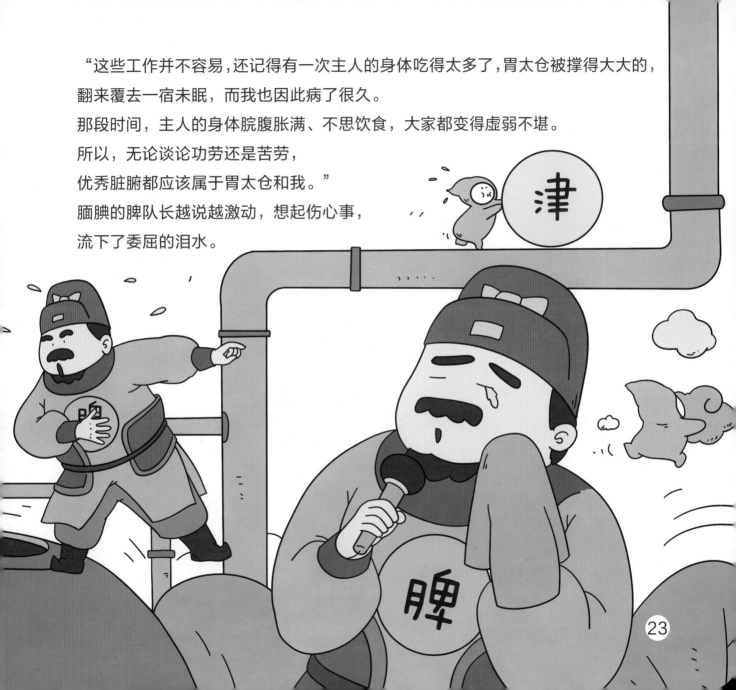

脾队长的泣诉将小伙伴们的思绪拉回到了那次痛苦的回忆中，
主人的暴饮暴食，直接导致了
脾队长和胃太仓积劳成疾。

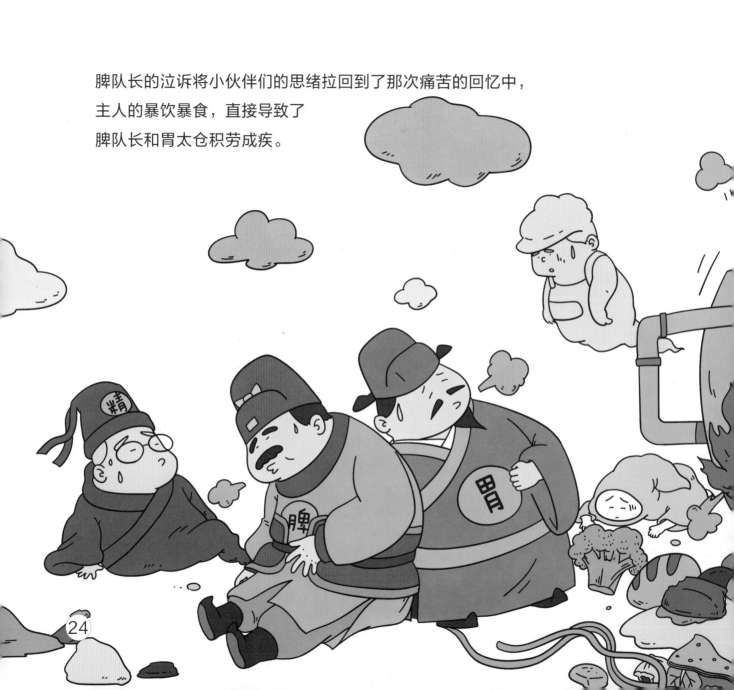

离开了脾队长和胃太仓的辛勤工作，
人体中的气、血、津液等生命物质失去了生产原料，
整个脏腑王国都陷入了死气沉沉的虚弱状态。

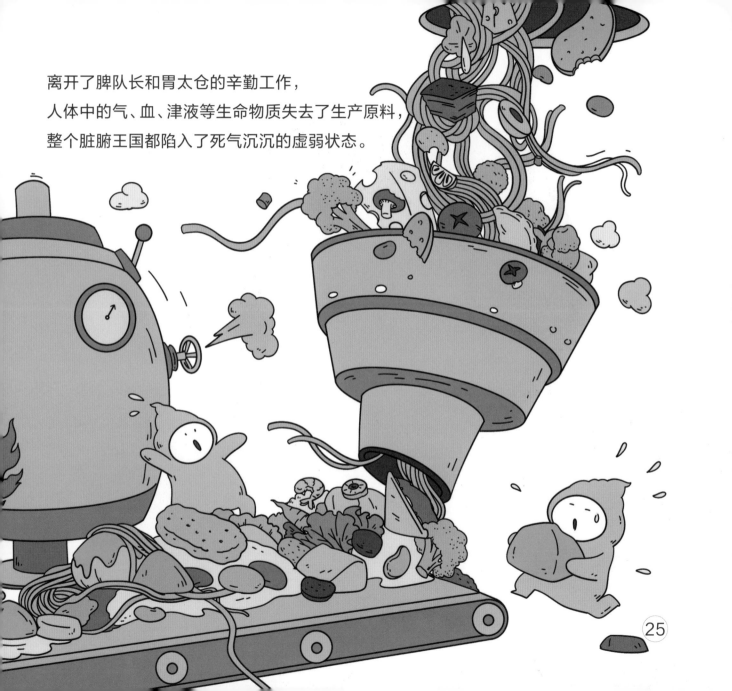

主持人大脑更是暗自下定决心，一定要把脾队长和胃太仓的故事传播出去，警醒人们学会控制饮食，爱护自己身体中的脏腑器官。

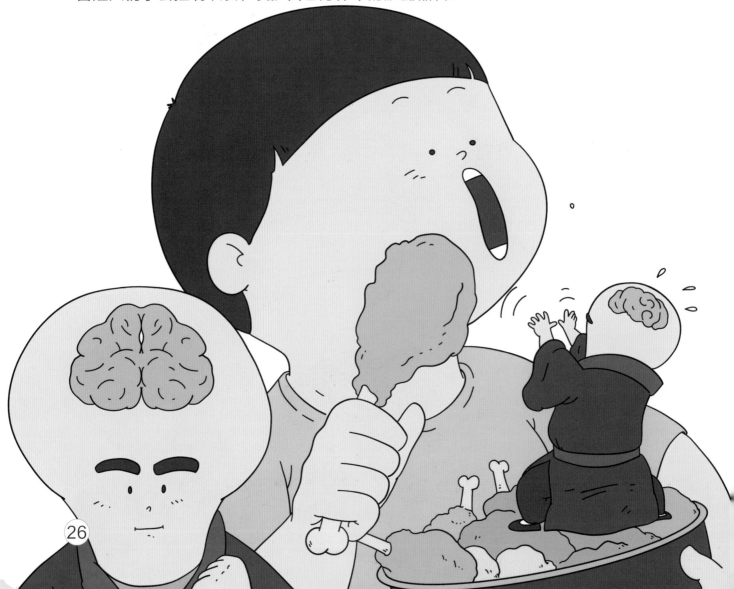

大脑控制好情绪后，
说道："脾队长和胃太仓确实为
脏腑王国做出了不可或缺的贡献，
还有谁要上来推荐或自荐吗？"

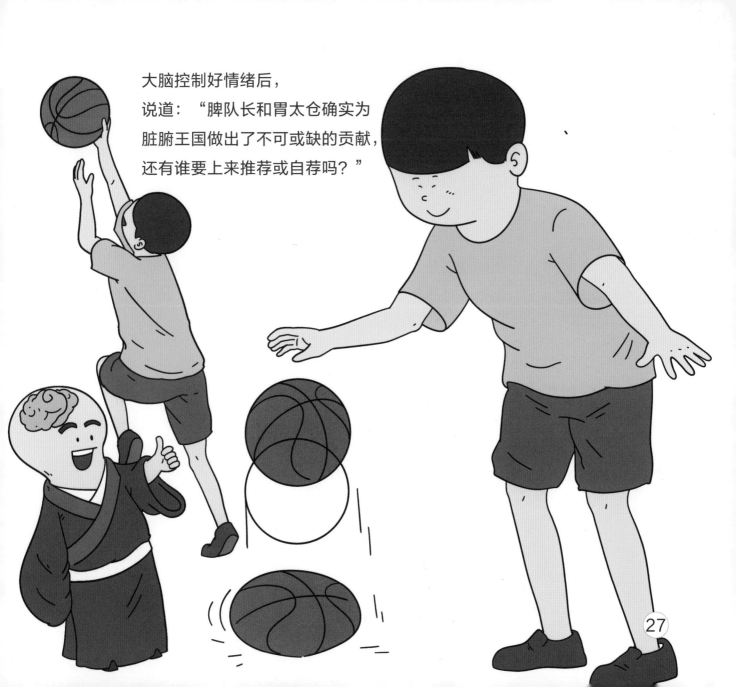

"我推荐心司令！"肺大侠边说边走上台来。

"虽然我也很想成为'优秀脏腑'，

但我认为这个奖项更适合心司令。

在人的一生中，心司令要搏动 25 亿~30 亿次，

我们其他脏腑还有休息的时候，

但心司令却是昼夜不停地工作啊！"

肺大侠说着说着，满脸心疼和敬佩：

"除此之外，心司令还管理着我们的情感、意识和思维，

制造并推动着血液的运行，

心司令劳苦功高，是脏腑王国当之无愧的优秀脏腑呀。"

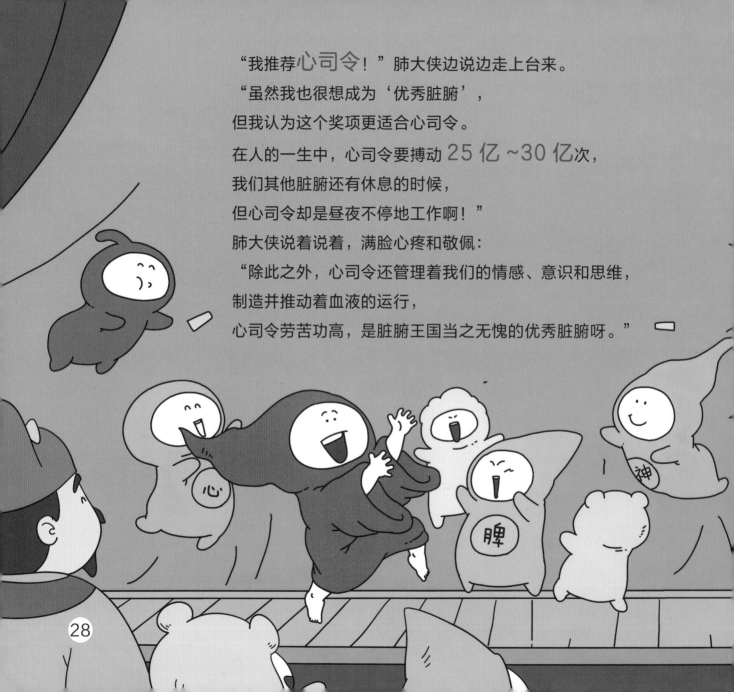

被如此夸赞，心司令露出了灿烂的笑容。

台下再次响起热烈的掌声，这是对心司令辛勤付出的肯定，

也是对肺大侠恢廓大度的敬佩。

小贴士

心藏神，主血脉。

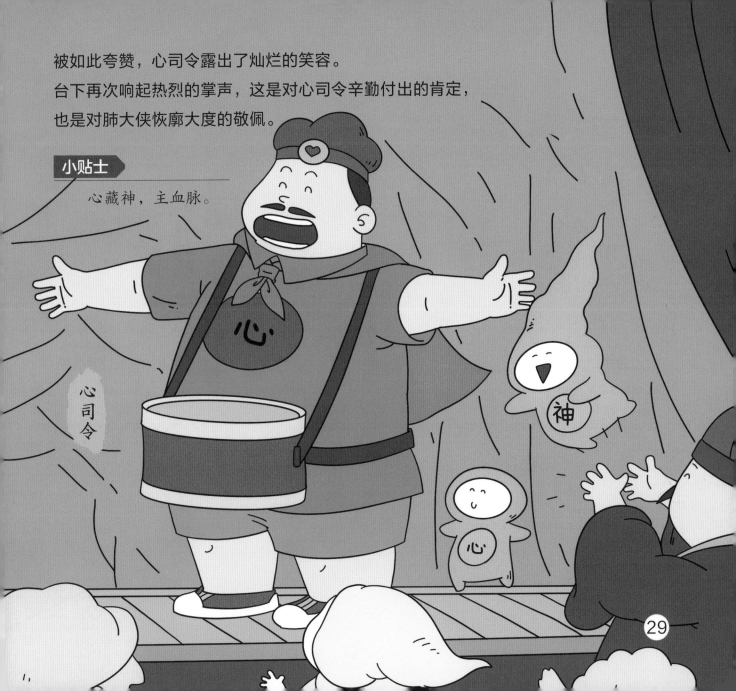

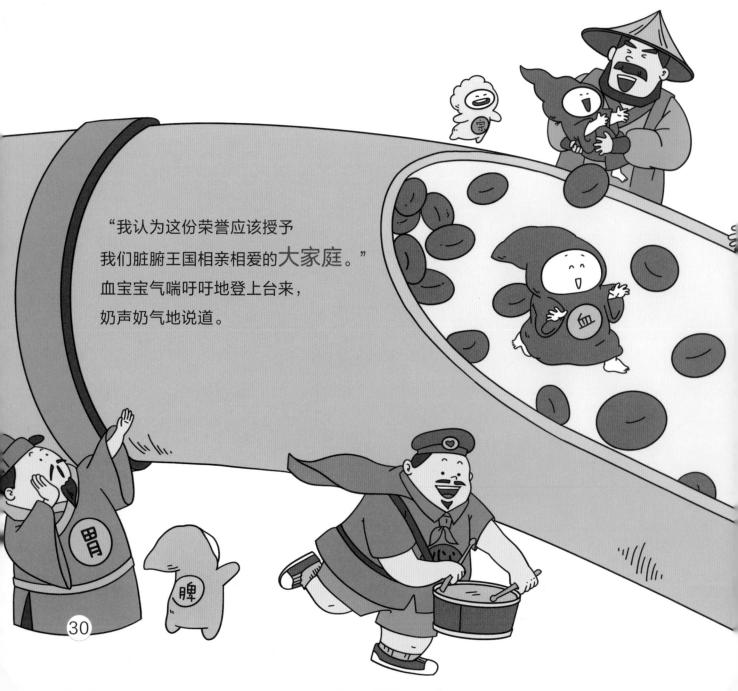

"我认为这份荣誉应该授予我们脏腑王国相亲相爱的**大家庭**。"血宝宝气喘吁吁地登上台来，奶声奶气地说道。

30

"脏腑王国的正常运作离不开各个脏腑的通力合作。"

血宝宝满脸认真地说，"以我自己为例，在胃太仓和脾队长的努力下，

制造出了我的主要成分——气和津液；

肺大侠给我的身体之中加入了自然清气，心司令把我的身体变成了红色，

使我成为了真正的血液。有的时候，肾总管担心我们数量不足，

还把自己身体中为数不多的精液直接变成了我们。"

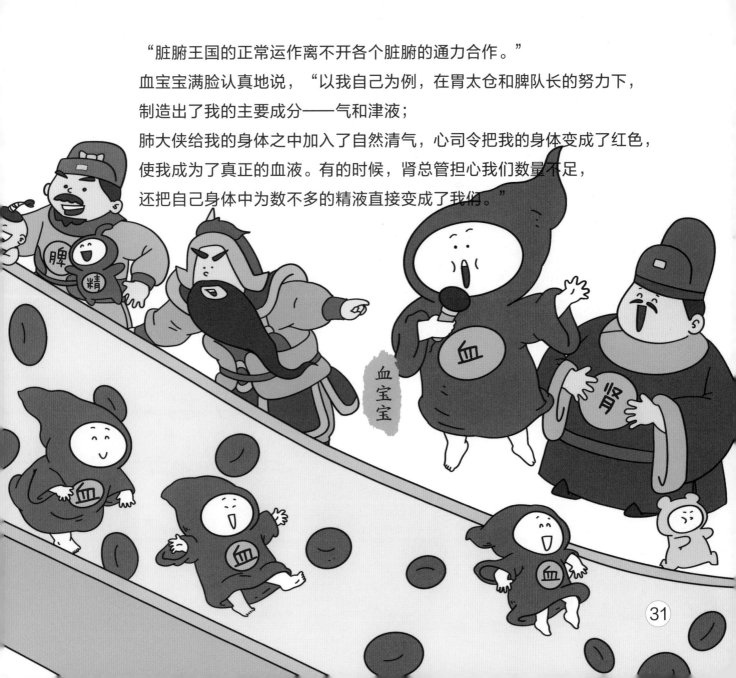

血宝宝

血宝宝激动不已，
边说边向台下的脏腑致以感激的目光。

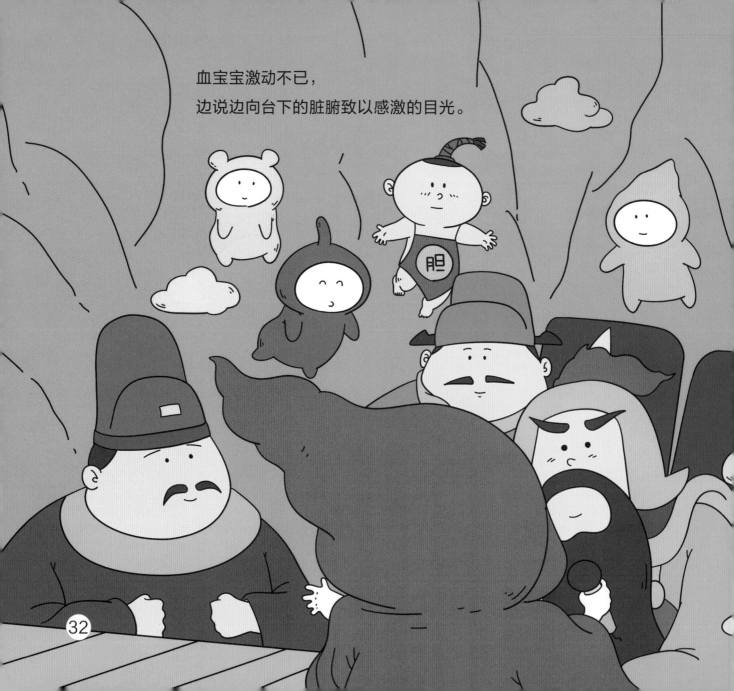

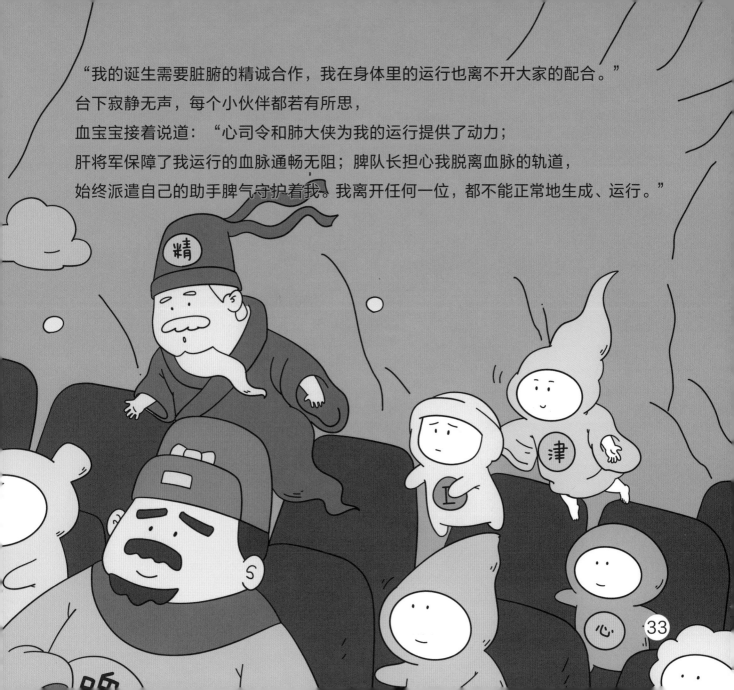

"我的诞生需要脏腑的精诚合作，我在身体里的运行也离不开大家的配合。"

台下寂静无声，每个小伙伴都若有所思，

血宝宝接着说道："心司令和肺大侠为我的运行提供了动力；

肝将军保障了我运行的血脉通畅无阻；脾队长担心我脱离血脉的轨道，

始终派遣自己的助手脾气守护着我。我离开任何一位，都不能正常地生成、运行。"

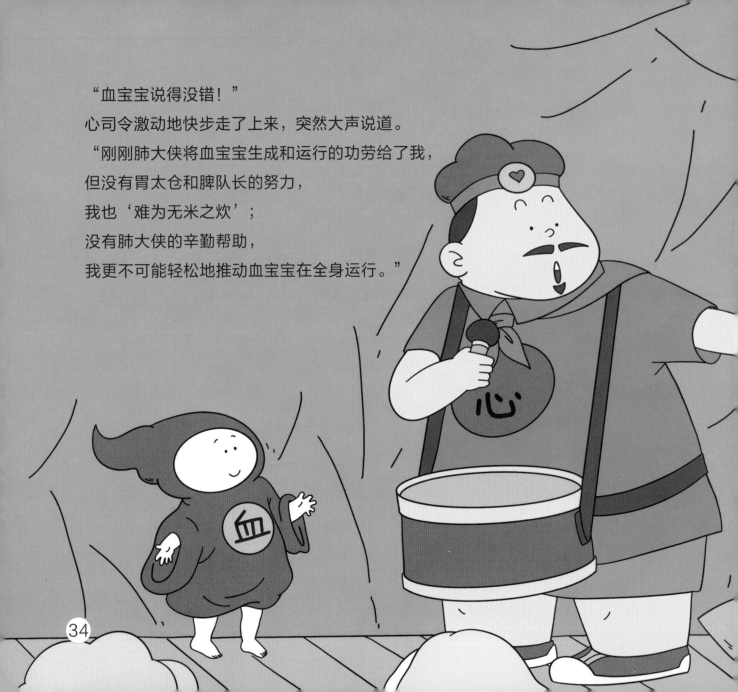

"血宝宝说得没错！"

心司令激动地快步走了上来，突然大声说道。

"刚刚肺大侠将血宝宝生成和运行的功劳给了我，

但没有胃太仓和脾队长的努力，

我也'难为无米之炊'；

没有肺大侠的辛勤帮助，

我更不可能轻松地推动血宝宝在全身运行。"

血宝宝和心司令的话引发了大家的共鸣。

一直默不作声的肾总管站了起来，

向脾队长和胃太仓的方向深深鞠了一躬，说：

"我要感谢脾队长和胃太仓，因为我最重要的助手精教授数量有限，

脾队长和胃太仓一直默默地用饮食水谷的精华营养补充着它们，

它们才能元气满满地为身体服务。"

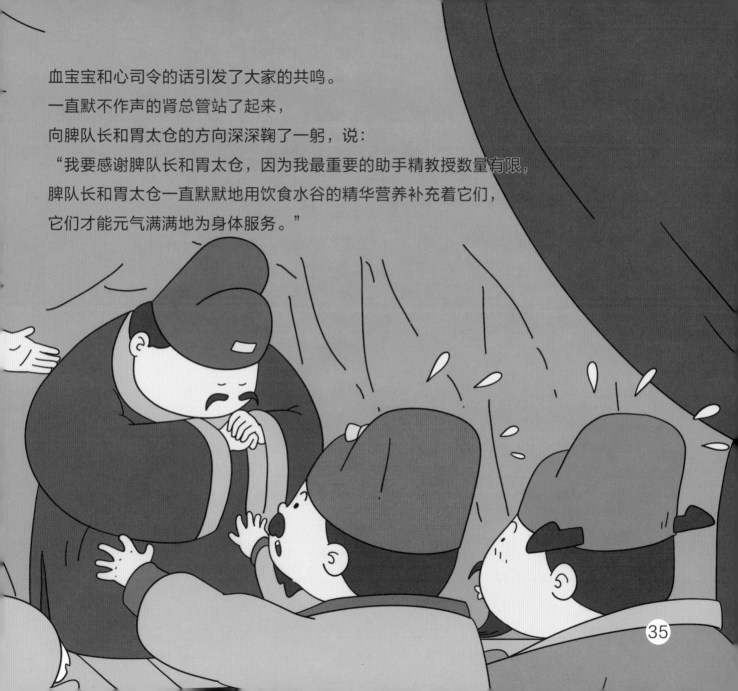

听到肾总管的感谢，
腼腆的脾队长急忙站了起来，
轻轻地说："我也想感谢肝将军，
我们运输队在运送营养物质时，
最害怕交通堵塞，
是肝将军一直在疏导着交通，
保护着我们。"

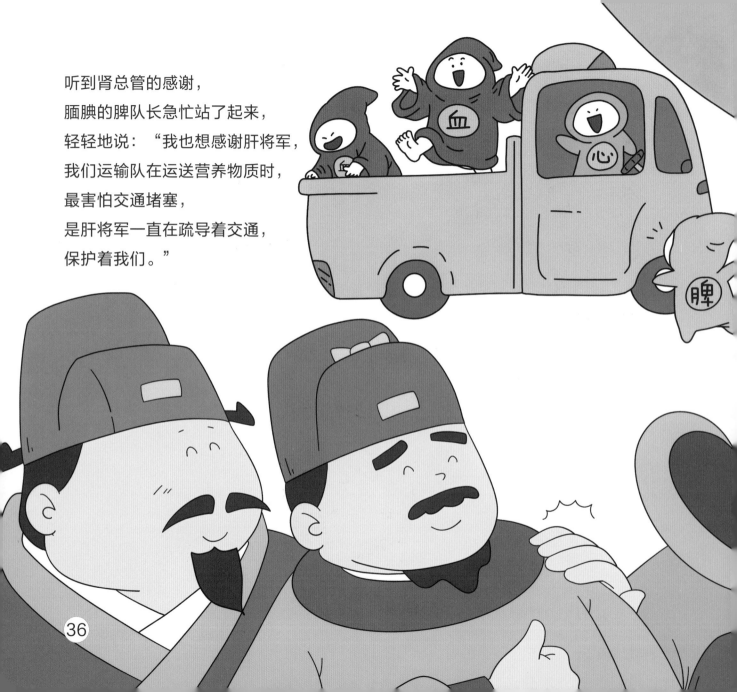

肝将军哈哈大笑：

"俺是个粗人，那都是俺的本职工作，没有啥谢不谢的。

但是肺大侠心胸豁达，颇有侠者风范，俺老肝佩服。"

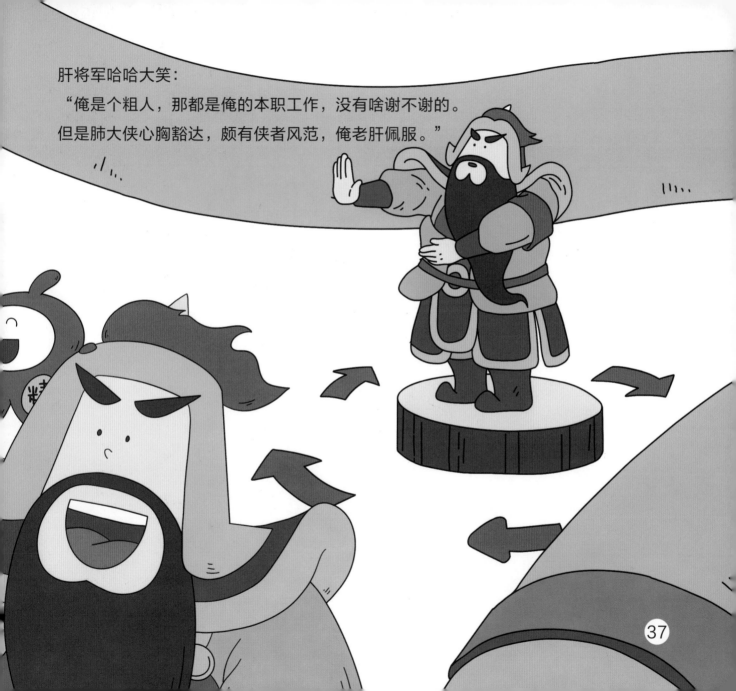

大脑欣慰地看着台下小伙伴们谦和团结的氛围，深情地总结：

"脏腑王国是一个整体，健康的身体离不开大家团结互助、精诚合作。感谢大家对本次活动的支持，毫无疑问，奖品属于所有的参与者，你们都是脏腑王国中不可或缺的优秀成员。"

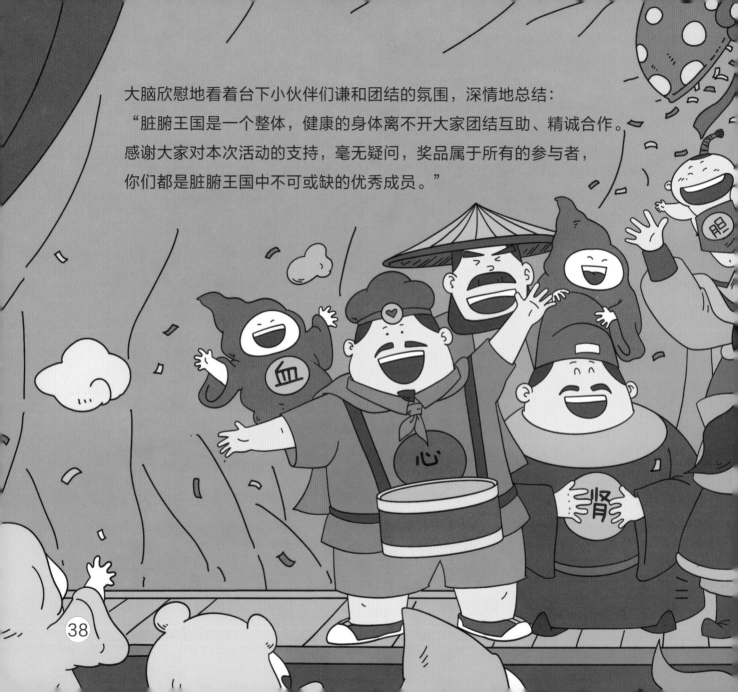

脏腑王国的小伙伴们深表赞同，

不约而同地站了起来，为自己，为伙伴们，

为脏腑王国这个任劳任怨、相亲相爱的大家庭鼓起掌来！

脏腑之间，相辅相成，于我们而言，缺一不可，我们要善待它们。

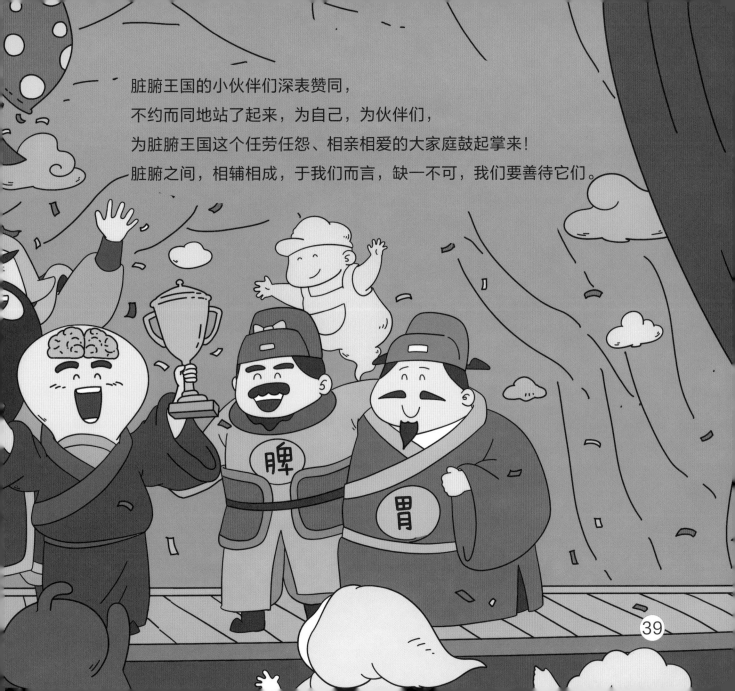

图书在版编目（ＣＩＰ）数据

脏腑王国的表彰大会 / 春芽著；瓦西李，李筱甜绘. — 长沙：湖南科学技术出版社，2023.11
（我是小中医）
ISBN 978-7-5710-2552-6

Ⅰ. ①脏… Ⅱ. ①春… ②瓦… ③李… Ⅲ. ①中国医药学－儿童读物 Ⅳ. ①R2-49

中国国家版本馆 CIP 数据核字(2023)第 226994 号

WO SHI XIAOZHONGYI
我是小中医
ZANGFU WANGGUO DE BIAOZHANG DAHUI
脏腑王国的表彰大会

著　　者：春　芽
绘　　者：瓦西李　李筱甜
出 版 人：潘晓山
责任编辑：邹　莉　张叔琦
出版发行：湖南科学技术出版社
社　　址：长沙市芙蓉中路一段 416 号泊富国际金融中心
网　　址：http://www.hnstp.com
湖南科学技术出版社天猫旗舰店网址：
　　　　http://hnkjcbs.tmall.com
邮购联系：0731-84375808
印　　刷：湖南省众鑫印务有限公司
　　　　（印装质量问题请直接与本厂联系）
厂　　址：长沙县榔梨街道梨江大道 20 号
邮　　编：410100
版　　次：2023 年 11 月第 1 版
印　　次：2023 年 11 月第 1 次印刷
开　　本：889mm×600mm　1/12
印　　张：$3\frac{1}{3}$
字　　数：24 千字
书　　号：ISBN 978-7-5710-2552-6
定　　价：26.00 元